Inhaltsverzeichnis

Vorwort

von Dr. Jörg Pfeiffer, Kinderarzt

Schlafstörungen gehören zu den häufigsten Problemen im Säuglings- und Kindesalter. Diese werden aber häufig nicht ausreichend thematisiert und damit werden auch wirkliche Lösungen nicht ausreichend angeboten. Vielfach liegt dies auch daran, dass Eltern unter einem hohen Erwartungs- und Erfolgsdruck stehen, nach dem Motto: Mein Kind schläft schon durch, oder auch später mein Kind kann schon sehr früh krabbeln, laufen etc.

Zum Trost: Bei 40jähriger Praxistätigkeit habe ich eine Statistik erstellt über das Schlafverhalten der Kinder, wobei ich die Eltern ohne Zeugen befragen konnte. Ergebnis: ca. 65% der Kinder schlafen bis zum 2. Lebensjahr nicht durch. Sie sind mit dem Problem also wirklich nicht alleine. Ritual und Rhythmus sind sicher die beiden wichtigsten Voraussetzungen für einen guten Schlaf der Kleinen.

In diesem Buch werden aber sehr gut und übersichtlich auch andere Faktoren besprochen, die das Schlafverhalten beeinflussen. Beispielsweise Altersphasen, Zahnung, Trauma. Vor allem werden Lösungen angeboten, die insbesondere auch die Individualität der Kinder berücksichtigen. Insofern bin ich sehr froh, dass es das Buch gibt.

Ich wünsche Ihnen viel Erfolg und Spaß beim Lesen.

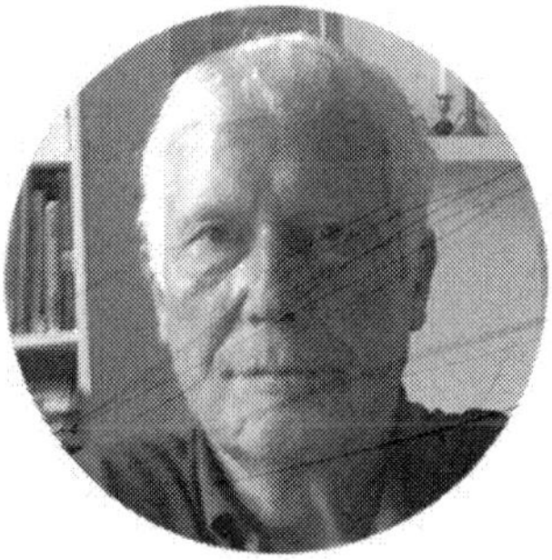

Dr. Jörg Pfeifer, Kinderarzt

EINLEITUNG

Es ist etwas so Wunderschönes und Natürliches: Das eigene Kind an die Brust zu legen, es behütet im Arm zu halten, es zu wiegen und in inniger Liebe zu beobachten, wie es dort schmatzend, saugend und selig einschläft.

Diese Momente sind kostbar, sie sind wichtig für die Entwicklung des Urvertrauens, für die Mutter-Kind-Bindung und für die Erfüllung der frühkindlichen Grundbedürfnisse nach Sicherheit und Geborgenheit. Und vor allem sind die Momente einfach die Natur des Menschen.

Bei einigen Müttern erfährt diese so schöne und wunderbare Stillbeziehung jedoch im Laufe der Zeit einen Wandel.

Was so magisch angefangen hat ist plötzlich anstrengend geworden.

Was in den ersten Monaten als das Natürlichste der Welt wahrgenommen wurde fühlt sich plötzlich gar nicht mehr so toll an. Das Einschlafstillen ist für die meisten Mamis noch okay. Viele genießen es sogar immer noch und finden es praktisch, dass es mit dem Einschlafen an der Brust oder an der Flasche so gut klappt. Wozu dies aber führen kann, das ist oft kaum noch auszuhalten: Stündliches aufwachen, das Kind lässt sich nur noch durch die Brust oder die Flasche beruhigen, ansonsten ist an Schlaf nicht zu denken.

Das Kind betreibt Dauernuckeln und ist von der Brust nicht mehr weg zu bewegen, zumindest nicht ohne aufzuwachen und/oder ins Brüllen zu verfallen.

Ich weiß, wie anstrengend das ist. Es ist erschöpfend! Es zehrt an den Kräften.

Das ist ein Zustand, unter dem meistens nicht nur die Mama extrem leidet, sondern auch das Kind, das kontinuierlich zu wenig erholsamen Schlaf bekommt.

Eine Mama, die seit Wochen, Monaten oder sogar Jahren unter Schlafmangel leidet, ist körperlich angeschlagen, leidet unter Verspannungen und Kopfschmerzen, ist unkonzentriert, leicht gereizt und einfach nicht mehr die beste Version ihrer Selbst. Darunter leidet dann auch die ganze Familie.

Jede Mama, die ein Schlafdefizit hat, versteht plötzlich, wieso Schlafentzug als Foltermethode eingesetzt wird.

Dabei ist dieser Prozess der Veränderung in einer Stillbeziehung ganz normal. Es ist normal, dass etwas, das zu Beginn einfach gemacht wird, sich im Laufe der Zeit verändert. Das darf so sein. Wichtig ist zu verstehen, was da passiert:

Wenn Du Verständnis dafür gewinnst, warum Du Dich in dieser Situation befindest, wieso Du da hineingeraten bist, dann geht es oft ganz leicht, die Situation für Dich, Dein Kind und die ganze Familie liebevoll zu verändern. Dafür ist es wichtig zu verstehen, wie Schlaf für Kinder und das Einschlafen überhaupt funktionieren und welche Voraussetzungen für guten Schlaf gegeben sein müssen.

So kannst Du es schaffen aus unliebsamen Situationen wieder herauszukommen. Ohne, dass die Kinder durch irgendwelche Schlaftrainings- oder Verhaltens-Konditionierungs-Maßnahmen leiden müssen, bei denen die Eltern übrigens oft genauso sehr leiden wie ihre Kinder.

Hier erfährst Du den liebevollen, bindungs- und bedürfnisorientierten Weg zu guten Nächten für Dein Kind, für Dich und Deine ganze Familie.

Ich wünsche Dir von Herzen viel Erfolg auf Deinem Weg zu besseren Nächten für Dich, Dein Kind und Deine Familie.

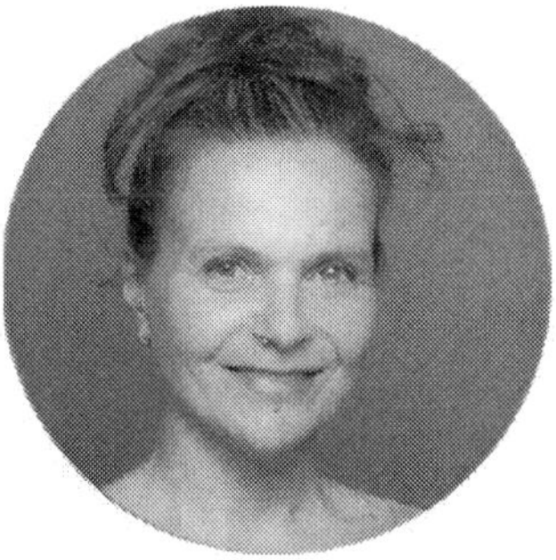

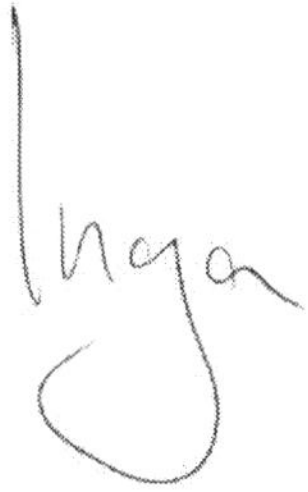

Kapitel 1: Voraussetzungen für guten Schlaf

Du hast Dir dieses Buch besorgt, da Du davon ausgehst, dass Deine Nächte entspannter und erholsamer für Dein Kind und für Dich werden, wenn sich Dein kleiner Busenjunkie erstmal daran gewöhnt, nicht mehr an der Brust einzuschlafen. In der Regel schaffen es die Kinder dann tatsächlich, nachts längere Phasen am Stück zu schlafen und brauchen nicht unentwegt die Brust oder die Flasche, um wieder einschlafen zu können.

Bevor wir uns diesem konkreten Problem zuwenden, ist es wichtig, im Vorfeld zu analysieren, ob bei euch die Voraussetzungen für guten Schlaf gegeben sind. Was auf gar keinen Fall passieren soll ist, dass Du eine Situation zu verändern möchtest, deren Ursache womöglich ganz wo anders liegt als Du auf den ersten Blick annimmst.

Schau zunächst in Deinem Alltag, wie es um die sechs Voraussetzungen für guten Schlaf bestellt ist.

Jede einzelne dieser Voraussetzungen ist wichtig, damit insgesamt ein gutes Schlafverhalten entstehen kann. Ist auch nur eine Voraussetzung nicht erfüllt, dann kann nicht so gut geschlafen werden, wie es eigentlich möglich wäre. Deshalb ist es für den guten, erholsamen Schlaf Deines Kindes wichtig, alle Voraussetzungen einmal genau zu betrachten.

1. Rhytmus & Struktur

Ja, ich weiß, Du hast es wahrscheinlich schon 1000x gehört:

Kinder brauchen einen Rhytmus!

Wenn Dein Kind zu festen Zeiten seine Tagesschläfchen macht und auch am Abend immer ungefähr zur selben Zeit ins Bett geht, dann ist das auch schon super!

Aber was bedeutet „ungefähr" zur selben Zeit? Wie viel Spielraum ist da wirklich? Geht Dein Kind wirklich jeden Tag ungefähr zu derselben Zeit ins Bett, oder kommt es in der Woche doch öfter vor, dass es Ausnahmen gibt?

Dein Kind braucht feste Schlafens-Zeiten mit einer Toleranz von maximal einer halben Stunde.

Rhythmus bedeutet aber nicht nur, dass Dein Kind feste Schlafenszeiten hat. Es bedeutet auch, dass Dein Kind immer zu derselben Zeit aufsteht. Wenn Dein Kind mal um sechs Uhr wach ist und an einem anderen Tag bis halb neun schläft, dann gerät mit ziemlicher Wahrscheinlichkeit der komplette Tagesrhythmus ganz schön durcheinander.

Für einen guten, funktionierenden Rhythmus ist es wichtig, dass Dein Kind nicht nur feste Schlafens-, sondern auch Aufsteh-Zeiten hat.

Außerdem gehören zu einem gut rhythmisierten Tag auch feste Strukturen in den Wachphasen. Wichtig sind feste wiederkehrende Abläufe im Alltag, seien es die Essenszeiten, Spielzeiten, Aufenthalte in der Natur oder einfach eurem individuellen Leben entsprechende, sich wiederholende Routinen.

Dabei macht es auch Sinn einmal genau zu schauen, wie die einzelnen Wochentage bei euch strukturiert sind. Ist jeder Tag wie der andere? Oder ist zwar jeder Montag immer gleich, aber ganz anders als die übrigen Wochentage?

Natürlich soll und darf auch ‚das Leben' stattfinden. Es ist okay zur Krabbelgruppe zu gehen, zum Babyschwimmen oder zum Pekip, auch wenn die Kurszeiten nicht 100%ig zu eurer Tagesstruktur und den Schlafenszeiten Deines Kindes passen.

Es ist immer wichtig dies in einem größeren Zusammenhang zu betrachten.

Von was für einem Schlafproblem sprechen wir? Kann es sein, dass ein fehlender Rhythmus, eine fehlende Struktur auch dazu beitragen, dass Dein Kind nicht so gut schläft wie es könnte?

Beobachte für einen Zeitraum von mindestens 5 Tagen Euren Alltag, gern auch noch etwas länger, je nachdem, wie viel Zeit, Geduld und vor allem Kraft Du noch hast.

Im letzten Kapitel des Buches findest Du eine Protokollvorlage. Nutze diese, um Deinen Alltag ganz objektiv abzubilden.

Schau Dir die Ergebnisse am Ende der Protokollierungsphase an. Es hilft die Ergebnisse schwarz auf weiß vor sich zu sehen. Nicht selten haben Mütter dadurch regelrechte AHA-Erlebnisse, da sie ihren Alltag subjektiv oft besser einschätzen (was teilweise auch der andauernden Müdigkeit und dem hohen Erschöpfungszustand geschuldet ist) als es die Realität ist.

Besonders wichtig ist dabei die sensible Zeit am Abend, bevor es ins Bett geht. Hier hilft den Kindern eine verbindliche Regelmäßigkeit im Ablauf, die ihnen Sicherheit gibt und durch die Kinder mit der Zeit lernen, dass mit einer funktionierenden Abendroutine die Schlafenszeit eingeläutet wird. Das Kind kann sich darauf einstellen und weiß genau, was im Ablauf als Nächstes kommt, bevor es dann ins Schlafzimmer geht. Kinder profitieren ungemein von diesen scheinbar banalen, immer wiederkehrenden Situationen.

Wichtig dabei ist, dass die Routinen verlässlich eingehalten werden.

In Kapitel 4 widmen wir uns noch einmal ganz genau dem IST- und dem SOLL-Zustand eurer abendlichen Aktivitäten. Du bekommst einen Plan an die Hand, wie Du eine Abendroutine und ein Einschlafritual gestalten kannst, um Deinem Kind das Einschlafen ohne Brust oder Flasche zu ermöglichen.

Dort werden wir auch den Unterschied zwischen einer Abendroutine und einem Einschlafritual herausarbeiten, denn hier herrscht oft Unwissenheit.

Viele denken, dass ‚Zähne putzen, Schlafanzug und neue Windel an und dann ab ins Bett' eine Routine und ein Ritual wären. Dem ist aber nicht so. Das ist weder Routine, noch ist es ein Ritual.

Eine Abendroutine ist alles das, was ca. 60 Minuten passiert bevor es ins Schlafzimmer geht, das Einschlafritual ist alles das, was danach kommt, also was Dein Kind (noch) bekommt und braucht, bis es tief und fest schläft. Dieses Ritual sollte im Idealfall nicht länger als 30 Minuten dauern.

2. Schlafumgebung, -hygiene & -gewohnheiten

Die Schlafumgebung meint und beschreibt die direkte Umgebung, in der Dein Kind schläft. Ein Kind sollte immer in einem Bett schlafen, sei es das eigene Kinderbett, das Familienbett oder ein Anstellbett.

Sofa, Sessel oder eine Kissenlandschaft ist tabu.

Zumindest im ersten Lebensjahr sollten die Kinder in einem Schlafsack schlafen. Eine Raumtemperatur von ca. 18 Grad ist optimal. Im Bett liegt außer dem Kind nichts anderes, also keine Kuscheltiere, Spielzeuge, Decken oder Kissen.

Ein Smartphone oder Tablet hat nichts in oder an einem Kinderbett zu suchen. Weder um mit Geräuschen dem Kind in den Schlaf zu verhelfen, noch um Dich abzulenken. Deine Chats und Social Media-Kanäle kannst Du checken, wenn Dein Kind schläft und nicht, während Du Dein Kind in den Schlaf begleitest.

Grundsätzlich gilt: je weniger Reize es in der Einschlafsituation gibt, desto besser.

Kinder brauchen keine sich automatisch drehende Mobiles mit integrierter Spieluhr und Lichtprojektion. Kinder brauchen Ruhe, Dunkelheit, eine liebevolle Begleitung und das Gefühl in jeder Sekunde des Einschlafens geliebt, umsorgt, in Sicherheit und geborgen zu sein. Dafür braucht es liebende Eltern und sonst nichts.

Dein Kind braucht im Moment wahrscheinlich noch etwas mehr, sonst würdest Du dieses Buch wohl kaum lesen. Damit sind wir auch schon bei den Schlafgewohnheiten. Das sind die Hilfsmittel, die Dein Kind (noch) braucht, um in den Schlaf zu finden. Das kann – wie bei Dir – die Brust oder die Flasche sein, das hüpfen auf dem Pezziball, singen, wiegen, wippen o.ä.

Es gibt Kinder, die zwar mit einer Einschlafhilfe einschlafen, danach aber seelenruhig und friedlich mehrere Stunden am Stück schlafen. Dann ist das vollkommen okay und bedarf auch keiner Veränderung. Wenn Kinder aber durch Reize aufwachen, weil diese plötzlich nicht mehr da sind, fordern sie diese Reize wieder ein. Sie brauchen den spezifischen Reiz zum Weiterschlafen. Sie haben bis jetzt (noch) nicht gelernt, dass schlafen auch ohne viele Einschlafhilfen funktionieren kann.

Doch keine Sorge: Du kannst die Situation liebevoll und ganzheitlich so verändern, dass nicht nur Dein Kind wieder erholsamen Schlaf bekommt, sondern auch Du als Mama und Deine ganze Familie.

Bei der Verbesserung der Schlafhygiene ist ein Blick auf das „wann und wie" wichtig. Gibt es regelmäßige Schlafenszeiten? Schläft das Kind in einem Bett oder immer irgendwo? Ist das Schlafzimmer ein Ort, an dem man sich gerne aufhält? Wie ist die Atmosphäre des Raums? Ist das Bett auch wirklich ein

Ort zum Schlafen oder auch ein Spielplatz? Im Schlafzimmer steht möglichst kein Bügelbrett, es ist auch nicht das Büro oder die Abstellkammer und auch ein Fernseher hat dort nichts zu suchen.

Fernseher oder andere Bildschirme sollten im besten Fall auch mindestens 1 Stunde vor dem Zubettgehen nicht mehr von den Kindern genutzt werden, denn das ‚Blaulicht' der Geräte macht wach und wirkt aufputschend.

Im Anhang findest Du eine Übersicht über die sechs Voraussetzungen für guten Schlaf - nutze das Dokument um zu notieren, wie bei euch die Schlafumgebung, -hygiene und die Gewohnheiten zum jetzigen Zeitpunkt aussehen.

3. Bindung

Oft werde ich gefragt was denn die Bindung mit dem Schlaf zu tun hat? Es ist ganz einfach:

Wenn ein Kind gut gebunden ist, dann weiß es, dass seine Bezugspersonen da sind. Es hat Vertrauen aufgebaut, fühlt sich sicher und geborgen, behütet und beschützt. Dann kann es auch sicher und beruhigt einschlafen.

In der Regel ist die Mama die erste Bezugsperson für das Kind, oft kommt dann noch der Papa und manchmal die Großeltern oder eine Tagesmutter/Erzieherin einer Kindertagesstätte hinzu. Selten hat ein Kind aber mehr als drei bis fünf enge Bezugspersonen, zumindest in den ersten drei Lebensjahren.

Bindung beginnt schon sehr früh. Sie beginnt mit der Befruchtung der Eizelle, oder sogar noch davor. Wenn wir es genau nehmen beginnt sie schon mit dem Kinderwunsch, wenn denn ein Kinderwunsch besteht. Spätestens ab dem Moment, in

dem wir erfahren, dass wir schwanger sind, beginnen die Auswirkungen auf die Bindung zu dem kleinen Wesen, das da in uns heranwächst, und diese ziehen sich dann über die 40 Wochen der Schwangerschaft.

Auch die anschließende Geburt trägt maßgeblich zu der Bindung bei. Eine schwere Geburt mit traumatischen Erlebnissen bei Mutter oder Kind kann das Urvertrauen verletzten, genauso eine frühe Trennung von Mutter und Kind nach der Geburt durch gesundheitliche Einschränkungen, die zunächst überprüft und ggf. behoben werden müssen.

Nach der Geburt ist der elterliche Umgang mit den Kindern für die Art der Bindung verantwortlich. Gut gebunden zu sein bedeutet nämlich auch, dass ein Kind seine Grundbedürfnisse erfüllt bekommt, wofür die Eltern verantwortlich sind.

Zu den kindlichen Grundbedürfnissen gehören scheinbar banale Dinge, wie seinem Kind Essen zu geben, es zu baden, die Windeln zu wechseln und regelmäßig die Untersuchungen beim Kinderarzt wahrzunehmen.

Zu den Grundbedürfnissen gehört aber auch, seinem Kind zu vertrauen. Je nach Entwicklungsstand darf es seine motorischen Fähigkeiten ausprobieren und die Welt entdecken. Es wird vom Familienverbund und den Bezugspersonen wahrgenommen und kann sich sicher und ernst genommen fühlen.

Wenn ein Kind gut gebunden ist, kann es in der Regel auch gut loslassen. Diese Fähigkeit ist sehr wichtig für den Moment des Einschlafens.

Wenn ein Kind loslassen kann, dann ist es in der Lage sich zu entspannen und somit diesen Zustand zu erreichen, der es uns allen Menschen erst ermöglicht, einfach einschlafen zu können.

4. Entwicklung

Die vierte Voraussetzung für guten Schlaf ist echt gemein, denn diese können wir einfach nicht beeinflussen, komme was wolle.

Je nachdem, wie weit Dein Kind schon entwickelt ist, was es schon kann, was es schon gelernt hat und was noch nicht, können wir unterschiedliche Dinge von ihm erwarten. Wichtig ist dabei zu schauen, wo Dein Kind steht, um realistische Ziele für das Schlafverhalten zu formulieren. Es ist sicher nicht realistisch, von einem wenige Wochen alten Kind zu erwarten, dass es die Nacht ohne eine Mahlzeit durchschläft. Bei einem zweijährigen Kind kann man aber durchaus Schlafphasen von sechs, acht oder sogar zehn Stunden erwarten. Wir können übrigens bei einem älteren Kind von 2 bis 3 Jahren auch ziemlich sicher sein, dass es nicht Hunger ist, was das Kind vom Durchschlafen abhält.

Kinder machen Entwicklungsschritte, Sprünge, Schübe – nenn es wie Du magst – und die können Schlafprobleme auslösen. Das ist ganz normal. Entwicklungsbedingt schlafen auch die besten Schläfer dann mal schlechter. Da werden neue Reize und Eindrücke verarbeitet und neu gelerntes vom Kurz- ins Langzeitgedächtnis verschoben. Es passiert im Schlaf einfach eine ganze Menge, was sich auf das Schlafverhalten auswirkt und es für ein paar Nächte unruhig werden lässt.

Hier ist der Knackpunkt:

Entwicklungsbedingtes schlechteres schlafen geht wieder vorbei. Nach einigen Tagen, auch mal nach wenigen Wochen. Schlechter Schlaf über Monate hat jedoch meistens nichts mehr mit der Entwicklung zu tun.

Wenn ein Kind über einen so langen Zeitraum schlecht schläft, dann liegt die Ursache oft ganz woanders.

Eine entwicklungsbedingte Veränderung im Schlafverhalten bedeutet auch, dass Kinder im Laufe der Zeit besser schlafen. Ein weit verbreiteter Glaube ist jedoch, dass wir am

Schlafverhalten deshalb nichts ändern können. „Hey, nur Geduld, irgendwann wird es besser“. Oft hören wir dann auch noch, dass wir am Schlafverhalten von Kindern sowieso nichts verändern können, da ja alles etwas mit der Gehirnreife zu tun hat und man da eben einfach nichts machen könne, außer abzuwarten. Auf Nachfrage, was denn mit dieser Gehirnreife genau gemeint sei, was das denn ist, weiß das Gegenüber meistens keine Antwort.

Natürlich hat das Schlafverhalten etwas mit der Entwicklung zu tun. Kinder kommen auf die Welt und sind in fast allen Bereichen des Lebens auf die Hilfe von uns Eltern angewiesen. Auch und gerade beim Thema Schlaf. Das ist gut so, da hat die Natur sich etwas bei gedacht, denn das ist Bindungsstiftend, gibt den kleinen Würmern Sicherheit, ein Gefühl von Geborgenheit und der Erfahrung, bedingungslos geliebt zu werden.

Babys wissen noch nichts von Tag und Nacht, von schlafen und wach sein. Der Biorhythmus und die innere Uhr der Kleinen entwickeln sich erst langsam im Laufe der Zeit.

Aber ab wann sind Kinder dann gute Schläfer? Wenn sich ein Kind normal entwickelt, dann hat sich die sogenannte „Schlafarchitektur" etwa bis zum 6. Lebensmonat soweit ausgebildet, dass die Kinder verschiedene Schlafzyklen durchlaufen. Tiefschlaf- und Traumschlafphasen wechseln sich dann nach einem bestimmten wiederkehrenden Muster ab. Dabei sind die Zyklen aber niemals konstant, sie verändern sich ein Leben lang. Im Kindesalter werden sie beispielsweise zunächst länger, im Alter dann wieder kürzer.

Das Ausbilden der inneren Uhr beginnt schon im Mutterleib um die 20. Schwangerschaftswoche. Mit ca. 3 Monaten ist sie ausgebildet. Die innere Uhr ist nur bedingt beeinflussbar. Sie wird gesteuert von inneren physiologischen Prozessen in unserem Körper und äußeren Einflüssen, wie Helligkeit und Dunkelheit, Rhythmus der Nahrungsaufnahme oder Geräuschen, die um uns herum stattfinden.

Theoretisch ist ein Kind mit sechs Monaten von der schlafbiologischen und physiologischen Entwicklung her in der Lage, durchzuschlafen. Es gibt aber auch noch die nicht zu unterschätzende motorische und die emotionale Entwicklung.

Kinder lernen immer und ständig dazu, sie beginnen sich zu drehen, sich zu setzen, zu stehen, zu laufen und ihre Emotionen bilden sich immer weiter aus.

Die Phasen, in denen die Kinder motorisch gerade etwas Neues lernen, sind oft mit unruhigeren Nächten verbunden. Das ist normal. Beobachte Dein Kind. Hat es vor kurzem Krabbeln gelernt? Dann freue Dich über die neue Fähigkeit. Habe Verständnis für schlechteres Einschlafen, ein erhöhtes Bedürfnis nach Nähe und häufigeres Aufwachen in der Nacht. Es gibt selten einen Meilenstein der Entwicklung, den die Kleinen ohne weiteres einfach wegstecken. Sei Dir dessen bewusst und sei zuversichtlich, dass es auch wieder besser wird.

Auch die emotionale Entwicklung sorgt oft für Veränderungen im Schlafverhalten. So bildet sich z.B. zwischen dem dritten und dem fünften Lebensmonat die Emotion Freude aus, aber auch Enttäuschung und Wut. D.h. das Kind kann sich jetzt über die Mama freuen, die da ist, die das Kind hochnimmt, wenn es im Bettchen liegt und weint. Oder es kann sich ärgern, weil es langsam versteht, dass die Mama gleich geht, wenn es von ihr nach einem Ritual ins Bett gelegt wird und dort dann schlafen soll.

Das Kind möchte nicht, dass die geliebte Mama geht, es spürt Enttäuschung und Wut.

Diese emotionale Entwicklung ist der häufigste Grund für eine Schlafregression in diesem Alter. Es gibt viele Kinder, die haben die ersten 3 bis 4 Monate gut geschlafen, bis dann die Probleme anfingen.

Wichtig ist beim Punkt der Entwicklung auch noch zu erwähnen, dass es neben Schüben, Sprüngen und Phasen natürlich auch noch die Zähne gibt, die Probleme machen können.

Ebenso wie altersbedingte Krankheiten oder Impfungen.
Es ist ganz normal, dass dann dieser eine Pfeiler für guten Schlaf ins Wanken gerät.

Denk nur immer daran, dass „Phase" heißt, dass es auch wieder vorbei geht. Ist nach vier Wochen immer noch der Wurm drin, kann es sein, dass aus einer Phase eine schlechte Schlafgewohnheit geworden ist, die sich über diese holprige Zeit eingeschlichen hat.

Warum schreibe ich so viel über eine Voraussetzung, die wir nicht beeinflussen können? Weil es mir ganz wichtig ist, dass Du verstehst, dass die Entwicklung etwas Natürliches ist, etwas, das die Natur so eingerichtet hat und gewollt hat. Wenn Du dafür Verständnis und ein Bewusstsein entwickelt hast, dann wird es Dir leichter fallen entwicklungsbedingtes und anstrengendes Schlafverhalten zu akzeptieren und gelassen und liebevoll auf Dein Kind zu reagieren.

5. Ernährung

Dass die Ernährung einen direkten Einfluss auf das Schlafverhalten von Kindern haben kann, ist vielen gar nicht klar. Dabei ist eine ausgewogene und qualitativ hochwertige Ernährung in der heutigen Zeit für viele Bereiche des Lebens und des Wohlbefindens wichtig. Unter anderem kann sie auch den Schlaf positiv beeinflussen.

Für Dein Kind, für Dich und für Deine ganze Familie kannst Du die folgenden allgemeinen Ernährungshinweise beachten:

Zucker sollte nur sehr wenig, wenn möglich sogar gar nicht konsumiert werden. Besonders schädlich ist der weiße raffinierte Zucker. Ungefähr 2 Stunden, bevor es am Abend ins Bett geht, sollten Kinder keine zuckerhaltigen Lebensmittel mehr bekommen, da Zucker aufputschend wirkt und das Einschlafen sowie den ruhigen Schlaf in der Nacht erschweren kann. Das bedeutet für diese zwei Stunden auch kein Obst (besonders Bananen oder Weintrauben enthalten viel Zucker), keine Fruchtschorlen, keinen Kakao.

Das Abendessen sollte fettarm sein, mit leicht verdaulichen Kohlenhydraten, viel Gemüse aber wenig Rohkost. Zu fettes Essen erschwert das Einschlafen. Kohlenhydrate helfen den Blutzuckerspiegel konstant zu halten und zu viel Rohkost kann Blähungen verursachen.

Oft höre ich, dass Mamas den Tipp bekommen, dass sie ihr Kind einfach mal ordentlich satt machen sollen, damit es endlich durchschläft. Was dann passiert ist, dass die Eltern versuchen ihre Kinder am Abend regelrecht vollzustopfen. Mit dem Resultat, dass dann oft noch schlechter geschlafen wird als vorher.

Auch Kinder schlafen nicht gut mit vollem Magen – wir Erwachsenen auch nicht! Wurde dann noch vorsorglich eine Banane unter den Brei gerührt, dann bekommen die Kinder auch noch einen Zuckerschock, der sie am entspannten Einschlafen hindert, weil sie dadurch aufgekratzt und hibbelig werden.
Auf der anderen Seite gibt es einige Lebensmittel, die bestimmte Mineralstoffe und Spurenelemente enthalten, die einen guten Schlaf begünstigen. Weil sie Muskel- oder Nerven entspannend wirken, als Transmitter für wichtige Körperfunktionen fungieren und die Ausschüttung des Schlafhormons Melatonin unterstützen. Ich habe Dir eine kleine Übersicht über die verschiedenen Stoffe und in welchen Lebensmitteln Du sie findest zusammengestellt. Mit ein paar Kniffen kann man die Ernährung sehr gut unterstützend einsetzen und so den Schlaf ganz einfach, aber trotzdem deutlich positiv, beeinflussen.

Calcium
Grünes Blattgemüse, Brokkoli, Tofu & Mandeln.
Wer es tierisch mag, findet Calcium auch in Ölsardinen.

Magnesium
Avocado, Bananen (Achtung zuckerhaltig: nicht direkt vor dem Zubettgehen essen), grünes Blattgemüse, fast alle

Nüsse, Hülsenfrüchte wie Bohnen und Linsen, Reis und das Pseudogetreide Quinoa.

Zink
Kerne (Sonnenblumen, Kürbis, Sesam), Cashewnüsse, Spinat und Bohnen. Wer es tierisch mag findet Zink in Meeresfrüchten oder Rindfleisch.

Eisen
Dunkelgrünes Blattgemüse wie Rosenkohl, Mangold, Grünkohl und Spinat. Nüsse und Samen, Leinsamen, Pseudogetreide Buchweizen, Quinoa und Amarant. Alle Vollkornprodukte. Wer es tierisch mag, findet Eisen in Leber.

Tryptophane
Tryptophane sind Transmitter, die tolle Sachen in unserem Gehirn machen, damit es uns gut geht. Sehr tryptophanhaltig sind Bananen (es heißt ja nicht umsonst, dass Bananen gute Laune machen), Sonnenblumen- oder Cashewkerne. Bei den sehr fruchtzuckerhaltigen Bananen einfach darauf achten, dass sie nicht direkt vor den Schlafenszeiten gegessen werden.

Diese Übersicht und allgemeine Ernährungsempfehlungen findest Du auch noch einmal im Anhang dieses Buches.

6. Die Rolle der Eltern

Diese sechste und letzte Voraussetzung für guten Schlaf ist die am meisten Unterschätzte. Sie liegt mir persönlich sehr am Herzen, da sie unglaublichen Einfluss auf den Schlaf der Kinder hat. Es ist die Rolle der Eltern. Drei wichtige Punkte für den Umgang mit dem Schlaf Eures Kindes und Eurer Rolle möchte ich hier hervorheben.

Betrachte zunächst einmal genau, wie ihr Eltern schlaft.

Wie viel oder wenig schlaft ihr? Kannst Du schnell einschlafen oder brauchst Du lange? Wie schläfst Du nachts, oder besser, wie hast Du nachts geschlafen, als Du noch keine Kinder hattest. Warst Du nachts oft wach? Bist Du dann schnell oder schwer wieder eingeschlafen?
Auch eure Schlafumgebung kannst Du Dir in diesem Zusammenhang einmal ansehen. Wo wird geschlafen? Gibt es ein Bett, Matratzenlager, eine Couch? Gibt es bei euch Einschlafhilfen? Viele Erwachsene schlafen vor dem Fernseher

ein, über einem Buch oder mit einem Hörbuch oder Hörspiel.

Wenn Du Dir Dein und das Schlafverhalten Deines Partners oder Deiner Partnerin genau anschaust, fällt es Dir danach vielleicht leichter, ein realistisches Ziel zu formulieren für das, was Du Dir als optimales Schlafverhalten von Deinem Kind wünschst?

Als nächstes kannst Du Dir aufschreiben, wie Du Dich in Bezug auf das aktuelle Schlafverhalten Deines Kindes fühlst. Wie sehr stresst Dich das abendliche zu Bett bringen und das nächtliche Aufwachen? Wie fühlst Du Dich, wenn Du in der Nacht immer wieder aus dem Schlaf gerissen wirst? Wie gelassen kannst Du Deinem Kind gegenüber noch reagieren, wenn es wiederholt nach Dir verlangt?

Schau Dir an, wie Du dann wieder einschläfst, wenn Du zum x-ten Mal wach geworden bist. Viele Frauen schlafen mit einem sehr angespannten Gefühl wieder ein, da sie davon ausgehen, dass ihr Kind sie sowieso gleich wieder weckt. Das führt zu Problemen beim Schlaf und der Schlafqualität der Mama.

Wer so angespannt einschläft, der schläft in der Regel nicht gut und die Schlafqualität ist dadurch nicht so erholsam, wie sie eigentlich sein sollte. Schlaf kann nicht sehr erholsam sein, wenn wir schon angespannt einschlafen.

Außerdem fühlen Kinder immer, wie es den Eltern geht. Wenn Du von Deinem Kind und dem häufigen Aufwachen gestresst bist und Dein Kind so wieder in den Schlaf begleiten möchtest, also genervt, müde, gereizt, angespannt, dann merkt das Dein Kind und wird mit ziemlicher Sicherheit nicht einfach, entspannt und ruckzuck wieder einschlafen.

Deine Anspannung überträgt sich auf Dein Kind, denn Dein Kind spiegelt Dich. Immer.

Gerade die sensible Zeit vor dem Schlafengehen am Abend spielt eine besondere Rolle. Das ist die Zeit, wo Dein Kind im Idealfall langsam runterkommen und in die Entspannung finden soll, die unbedingt nötig ist, um gut einschlafen und schlafen zu können. In den meisten Familien ist es so, dass genau in dieser Zeit viele Dinge passieren.

Der Papa kommt von der Arbeit nach Hause und das eingespielte System Mama und Kind wird durcheinandergebracht. Besonders problematisch wird die Phase dann, wenn Vorwürfe im Raum stehen, ob ausgesprochen und unterbewusst. Das kann alles Mögliche sein. Sei es der Papa, der nicht verstehen kann, wieso der Haushalt nicht gemacht ist, obwohl die Mama doch den ganzen Tag „nur" mit dem Kind zu Hause ist. Papa ist angespannt von der Arbeit und möchte Feierabend machen, also auf die Couch und die Füße hochlegen.

Dann ist da auch noch die Mama, die ein schlechtes Gewissen hat, weil sie am Tag nicht so viel im Haushalt geschafft hat, wie sie sich vorgenommen hat. Eine müde Mama, die auch gern Feierabend hätte und findet, dass jetzt doch mal Papa dran sein könnte mit „sich um das Kind kümmern".

Das Konfliktpotential, wenn sich Paare plötzlich als Eltern neu in ihrer Rolle finden müssen, ist riesig.

Das ist auch normal und gehört dazu, wenn man eine Familie gründet. Kinder spüren diese Anspannungen und Disharmonien im zwischenmenschlichen Umgang immer. Deshalb gehören offene Konflikte, Streitereien oder lautstarke

Diskussionen nicht in die sensible Abendzeit und haben vor dem Kind nichts verloren. Das heißt nicht, dass ihr nicht streiten sollt.
Streit gehört dazu, Kinder sollen davor auch nicht im Übermaß geschützt werden, die dürfen ruhig mal mitbekommen, dass Mama und Papa auch mal streiten und – ganz wichtig – sich auch wieder vertragen! Aber wenn ihr es schafft, dann vertagt ihr eure Meinungsverschiedenheit auf die Zeit, wenn das Kind schläft oder auf den nächsten Tag.

Streitet bitte nicht in der Zeit kurz bevor euer Kind schlafen gehen soll. Kein Kind kann gut (ein-)schlafen, wenn es das Gefühl hat, dass seine wichtigsten Bezugspersonen Probleme miteinander haben. Unterschätzt nicht eure Kinder. Babys und Kinder bekommen so viel mehr mit als wir glauben.

Kapitel 2: Nötige Veränderungen erkennen

Du kennst jetzt die 6 Voraussetzungen, die geschaffen sein sollten, damit guter Schlaf überhaupt grundsätzlich möglich ist.

Bevor wir uns jetzt mit den Problemen beschäftigen, die spezifisch für das Einschlafstillen, andauernde nächtliche Stillen und das Dauernuckeln sind, ist es ganz wichtig, dass wir im Vorfeld zunächst ausschließen, dass die Ursache Eures Problems doch einen anderen Ursprung hat.

Deshalb ist es wichtig, dass Du Dir ab heute eine Woche lang einen genauen Überblick darüber verschaffst, wie bei euch der aktuelle Status Quo ist. Dabei ist es wirklich wichtig, dass Du Dir alles genau aufschreibst.

Oft haben Mütter und Eltern schon in dem Moment ein AHA-Erlebnis, wenn sie plötzlich schwarz auf weiß sehen, wie ihr Rhythmus und ihre Struktur wirklich aussehen.

Wie oft das Kind in der Nacht wirklich wach ist und wie sich die Abläufe im Alltag doch von Tag zu Tag unterscheiden. Das ist ja auch zumindest ein Stück weit normal, denn zum einen gleicht kaum ein Tag zu 100% dem anderen.
Zum anderen sind wir müden Mamis aber auch manchmal nicht ganz objektiv, was die Einschätzung unseres Alltags, unserer Routinen, des Rhythmus und der Struktur angeht.

Auch das ist okay – Du bist müde, erschöpft, unkonzentriert und fühlst Dich oft wie in einem Wattebausch. Da darf die nötige Objektivität auch mal fehlen. Deshalb bitte unbedingt: Aufschreiben! Mach es nicht aus dem Kopf, sondern schreibe wirklich alles auf, schau auf die Uhr und mach Dir Notizen! Am besten mehrere Tage am Stück, ideal wären 3 bis 5 Tage.

Tipp: Wenn es Dir in der Nacht zu anstrengend ist, immer die Uhrzeit zu notieren oder das Protokoll weiter zu führen, hat es sich bei vielen Mamis bewährt, einfach einen Screenshot mit dem Handy zu machen und am Tag dann die Uhrzeiten nachzutragen, wann Dein Kind Dich geweckt hat.

Damit Dir diese Beobachtungsphase und der Überblick über die 6 Voraussetzungen gut gelingen kann, findest Du im Anhang eine Übersichtstabelle mit den 6 Voraussetzungen für guten Schlaf, in die Du eintragen kannst, was Du bei euch im

Alltag beobachtest. Dort findest Du auch eine Protokollvorlage für Dein Tages- und Nachtprotokoll und eine kurze Erklärung, wie Du das Protokoll am Besten für Dich nutzt.

Um in der späteren Umsetzungsphase euer Schlafproblem aus der Welt zu schaffen zu können, ist es wichtig, dass Du optimale Ergebnisse und Erkenntnisse aus der Beobachtungsphase ziehst.

Beantworte Dir deshalb zum Ende der Beobachtungswoche folgende Fragen:

1. Gibt es einen Rhythmus, also gleiche Zeiten, die den Schlaf des Kindes betreffen?

2. Gibt es eine immer wiederkehrende Struktur in den Phasen des Wachseins (Essen, nach draußen gehen, Spielzeiten, Kuschel- oder Ruhezeiten...)?

3. Gibt es regelmäßige gemeinsame Spielzeiten mit dem Kind, bei denen das Kind zu 100% im Mittelpunkt steht?

4. Gibt es immer wiederkehrende stressige Momente, also Dinge, die Dich als Mama jedes Mal aufs Neue stressen?

5. Hast Du regelmäßige Auszeiten und die Möglichkeit mal Kraft zu tanken?

6. Wie ist die Atmosphäre in Deinem Alltag, besonders in den Zeiten bevor Dein Kind schlafen soll?
Wenn Du Dir diese Fragen beantwortet hast, kannst Du daraus ableiten, wie Du Euren Tagesablauf umstrukturieren und verbessern kannst, um die Voraussetzungen für guten Schlaf besser in euren Alltag zu integrieren.

Auswertungshilfe:

1. Gibt es einen Rhythmus, also gleiche Zeiten, die den Schlaf des Kindes betreffen?

Wenn NEIN, dann macht es zunächst Sinn, erst einmal einen Rhythmus und eine Struktur in eurem Alltag zu etablieren, bevor Du den nächsten Schritt gehst.

2. Gibt es eine immer wiederkehrende Struktur in den Phasen des Wachseins (Essen, nach draußen gehen, Spielzeiten, Kuschel- oder Ruhezeiten...)?

Wenn NEIN, dann macht es zunächst Sinn, Rituale und Routinen zu schaffen und diese verbindlich in euren Tagesablauf einzubinden.

3. Gibt es regelmäßige gemeinsame Spielzeiten mit dem Kind, bei denen das Kind zu 100% im Mittelpunkt steht?

Wenn NEIN, dann unbedingt besonderes Augenmerk auf Abendroutine und Einschlafritual legen, das im fünften Kapitel auch noch einmal ganz ausführlich besprochen wird und wenigstens dort eine aufmerksame Spielzeit von Mutter und Kind einbauen.

4. Gibt es immer wiederkehrende stressige Momente, also Dinge, die Dich als Mama jedes Mal aufs Neue stressen?

Wenn JA, dann mach Dir bewusst, welche Momente das ganz konkret sind. Was genau ist es, dass Dich stresst? Und wie fühlt es sich an? Wo spürst Du den Stress? Vielleicht hast

Du schon Strategien, wie Du der Stressspirale entkommen kannst. Wenn Du noch keine Strategien hast, versuche zunächst die Situationen zu entlarven und sie zu erkennen.

Jedes Mal, wenn Du dann eine solche Situation kommen siehst, halte kurz inne und nimm drei tiefe Atemzüge.

5. Hast Du regelmäßige Auszeiten und die Möglichkeit mal Kraft zu tanken?

Wenn NEIN, dann überlege, gern zusammen mit Deinem Partner, wie Du es schaffen kannst für Dich regelmäßige Kraftinseln zu schaffen.

Was macht Dir Freude? Was sind Deine Hobbys? Was gibt Dir Kraft? Versuche davon wenigstens alle 14 Tage, dafür aber wirklich regelmäßig, etwas zu tun. Das ist Selbstfürsorge!

Das darf sein, ohne dass Du als Mama ein schlechtes Gewissen haben musst. Auch Mütter dürfen und müssen sich mal ein wenig Zeit für sich nehmen um in ihrer Kraft zu bleiben!

6. Wie ist die Atmosphäre in Deinem Alltag, besonders in den Zeiten bevor Dein Kind schlafen soll?

Ist die Stimmung am Abend angespannt? Gibt es in der Zeit häufig Partnerschaftskonflikte oder Streit?

Wenn ja, wird es laut? Setzt euch zusammen, besprecht die möglichen Auswirkungen auf den Schlaf eures Kindes und legt Prioritäten und Regeln fest, z.B. dass der gute Schlaf des Kindes Vorrang vor allem anderen hat und dass Konflikte erst ausgetragen werden, wenn das Kind schläft.

Kapitel 3: Wie Kinder lernen und fühlen

Bevor Du jetzt erarbeitest, wie Du von eurem aktuellen IST-Zustand in den SOLL-Zustand kommst, musst Du verstehen, wieso Du Dich überhaupt in der Situation befindest, in der Du da gerade steckst. Dafür ist es wichtig zu verstehen, wie Kinder lernen und fühlen.

Kinder lernen nach dem Prinzip der Kontingenz-Erfahrung. Das bedeutet, sie ordnen jede Situation, die sie erleben ein in „kenne ich" oder „kenne ich nicht".

So stellen sie fest, ob sie für diese Situation schon eine Strategie gelernt haben, mit der sie die jeweilige Situation bewältigen können. Dabei streben sie immer zu der Bewältigungsstrategie, die sich für sie am besten anfühlen.

Das Prinzip der Kontingenz-Erfahrung ist also eine Möglichkeitserfahrung in bestimmten Situationen gepaart mit dem Verstehen von Zusammenhängen.

Ein Beispiel: Das Kind liegt im Bett und weint. Dann kommt die Mama und nimmt das Kind heraus und nimmt es auf den Arm.

Das ist eine bewusste Erfahrung kombiniert mit einem Gefühl. Das Kind erlebt sich selbst beim Weinen und lernt durch die Reaktion der Mutter was dann passiert. Das Kind kann die Situation mit einer schon bekannten Erfahrung verknüpfen und weiß, was als Nächstes passiert. Wenn das Kind jetzt eine neue Situation erlebt, wird die Situation erst einmal als unbekannt eingestuft. Es entstehen ggf. aber Erwartungshaltungen.

Nochmal zu unserem Beispiel: Das Kind liegt im Bett und weint. Dann kommt die Mama und nimmt das Kind nicht auf den Arm.

Es entsteht dann eine Erwartungsverletzung. Die neue, jetzt unbekannte Situation muss nun mit einem neuen Bild verknüpft werden.

Das ist für Kinder oft ein schmerzhafter Prozess, weil es in der Regel um lieb gewonnene, aber hinderlich gewordene Gewohnheiten geht, die verändert werden sollen.

Jetzt ist es an uns Eltern, die Aufgabe anzunehmen und unserem Kind sicher und liebevoll durch die Umgewöhnung zu helfen.

Kapitel 4: Keine Angst vor den Tränen

Deines Babys

Für viele Mütter ist es schwer auszuhalten, wenn das eigene Kind weint und schreit. Das ist ein natürlicher Vorgang der Natur, wir sind alarmiert, wenn wir ein Baby weinen hören. Mütter werden dann sehr schnell wach (und Papa kriegt nichts mit ;-)).

Wir kümmern uns um unser weinendes Kind, trösten es, beruhigen es, wiegen es und kümmern uns mit dem Ziel, dass es wieder aufhört zu weinen. Wir wünschen uns, dass es unserem Kind gut geht.

Das ist normal, das ist mütterlich und das ist vor allem auch für unser Kind extrem wichtig und wertvoll!

Ein Kind muss aber auch weinen dürfen! Wenn ein Baby auf die Welt kommt hat es noch nicht viele Möglichkeiten sich auszudrücken und sich zu regulieren. Das geht am Anfang nur über Bewegung und über weinen, schreien, brüllen. So teilen sich Babys und Kinder in der ersten Lebensphase mit. Das ist ganz normal und ihr gutes Recht.

Es ist für die emotionale Entwicklung von Kindern extrem wichtig, dass sie ihre Emotionen ausleben.

Oft treffe ich auf verunsicherte Mütter, die denken, dass ihr Kind nicht weinen und schreien dürfe. Sie glauben, dass es nicht gut für die Entwicklung des Urvertrauens ist. Schreien und weinen könnte das Kind brechen und ist schädlich. Wo diese falsche Meinung herkommt, liegt auf der Hand: Schlaftraining-Methoden, in denen Eltern dazu aufgefordert werden, ihre Kinder schreien zu lassen.

Alleine in einem Zimmer mit immer länger werdenden Zeitabständen bis sich Mama oder Papa wieder um das Kind küm-

mern darf. Diese Methoden sind immer noch weit verbreitet und werden noch immer von einigen unwissenden Fachpersonen wie Kinderärzten oder Hebammen empfohlen.

Diese Methoden gefährden das Urvertrauen. Die möglichen langfristigen Schäden, die für die Kinder entstehen können, sind bisher noch nicht gänzlich erforscht.

Es gibt Vermutungen, dass diese Kinder später eher zu sozialen Auffälligkeiten neigen, depressionsgefährdeter sind und auch schneller zu Rauschmitteln greifen.

Aussagekräftige Studien zu dem Thema gibt es bisher nicht und wird es wohl aus ethisch-moralischen Gründen auch zukünftig nicht geben.

Solche Studien braucht es auch meiner Meinung nach gar nicht, denn jedes intakte Mutterherz merkt in dem Moment, wo diese Methoden ausprobiert werden, dass dieser Weg nicht richtig sein kann!

Lass Dein Kind nicht alleine schreien.

Überlasse es in Zeiten der Angst, Wut, Frust oder Enttäuschung nicht sich selbst, sondern sei für Dein Kind in diesen Phasen einfach da!

Denn sehr wohl darf und sollte man sein Kind in den Emotionen „Wut", „Trauer" und „Frust" begleiten. Man darf seinem Kind durchaus zugestehen, dass es das fühlen darf, was es gerade fühlt. Dabei bleibt man bei seinem Kind und begleitet es liebevoll und empathisch, z.B. durch Körperkontakt oder gut zureden durch diese Phase.

Was bedeutet das nun für euer aktuelles Schlafproblem, das Einschlafstillen und Dauernuckeln oder die nächtliche Flasche, ohne die in der Nacht nicht mehr an Schlaf zu denken ist?

Ein Kind kann lernen, dass die Mama bestimmt, wann es an die Brust darf und wann nicht. Ein Kind darf die Grenzen der Mama akzeptieren lernen, und es darf dann auch empört sein, wütend oder traurig werden.

Um Missverständnissen vorzubeugen: Ich spreche von Säuglingen über 6 Monaten, wobei auch bei Kindern zwischen

6 und 12 Monaten sehr behutsam geschaut werden sollte, was Du als Mama Deinem Kind schon zutraust.

Außerdem reden wir auch nicht vom Stillen oder Flasche geben zur notwendigen Nahrungsaufnahme, sondern vom Stillen oder Dauernuckeln zur Beruhigung, zur Entspannung, als eine gelernte Verhaltensweise bzw. Gewohnheit, um in den Schlaf zu finden. Es geht darum, körperliche Grenzen zu akzeptieren und gemeinsam als Mutter und Kind Frustration auszuhalten.
Die Mutter muss lernen, die Tränen und die Wut der Kleinen zu akzeptieren und es sicher zu begleiten.

Das Kind muss lernen, dass es ein NEIN gibt, das akzeptiert werden muss, vor allem wenn es um körperliches Bedienen geht.

Kinder dürfen das lernen.

Es ist wichtig für das spätere Leben zu lernen, wenn sie es vielleicht selber mal brauchen, dass es ein NEIN gibt und dass es auch akzeptiert wird.

Starke Kinder brauchen starke Eltern als Vorbilder.

Wir Eltern werden um Auseinandersetzungen nicht herumkommen, wenn wir starke Kinder begleiten und großziehen möchten.

In diesem Buch geht es zwar eigentlich „nur" um das Stillen. Doch was, wenn die Trotzphase kommt, die Pubertät, ein erster Liebeskummer? Auch dann wollen wir unsere Kinder sicher

begleiten. Und darum geht es hier: um die Grundhaltungen in der Begleitung von Kindern.

Mach Dir bei dem Abgewöhnen des nächtlichen Dauernckelns bewusst, dass Dein Kind dadurch in eine Krise gestoßen wird, die Du aktiv auslöst.

Du möchtest etwas verändern, Du hast die Entscheidung getroffen, und nicht Dein Kind.

Deshalb ist es enorm hilfreich dann auch die Verantwortung zu übernehmen im Sinne von:
„Ich weiß, das ist für Dich jetzt gerade nicht einfach, meine Entscheidung zu akzeptieren und ich verstehe das, aber es ist so und ich bin da für Dich. Du darfst traurig sein, das ist ok, aber wir schaffen das gemeinsam."
(Quelle: Danielle Bisig, Hebamme)

Kapitel 5: Vom IST- zum SOLL-Zustand

So, „Butter bei die Fische": Es soll sich etwas verändern, also packen wir es an!

Du hast Dir die Voraussetzungen für guten Schlaf angesehen und euren Alltag beobachtet, Stellschrauben verändert und dafür gesorgt, dass die Voraussetzungen für guten Schlaf bei euch gegeben sind.

Du weißt wie Kinder lernen und wie sie fühlen.

Dann kannst Du jetzt beginnen, euer Schlafproblem liebevoll und sanft aufzulösen.

Dein Kind schläft nur an der Brust oder an der Flasche ein, es wird sowohl nachts als auch am Tag oft wach und lässt sich auch dann nur durch Brust oder Flasche wieder beruhigen. Oft geht das nächtliche Stillen in ein Dauernuckeln über und Du magst einfach nicht mehr. Da ist total ok!

Du bist erschöpft und da darf sich langsam die Situation so verändern, dass es auch der Papa schafft, euer Kind ins Bett zu bringen, und dass euer Kind verlässlich mehrere Stunden am Stück schläft, zumindest meistens.

Dafür ist es jetzt notwendig, dass Du Dir eure abendliche Routine und euer Einschlafritual genau anschaust. Das ist nicht beides dasselbe, hier gilt es zu unterscheiden:

Die Abendroutine ist all das, was ca. 1 Stunde bevor ihr ins Schlafzimmer geht passiert. Je nachdem wie alt Dein Kind ist, kann es auch etwas kürzer sein, aber bei Kindern ab ca. 10-12 Monaten kann man gut eine Stunde dafür ansetzen. Die Abendroutine beginnt bei den meisten Familien mit einem gemeinsamen Abendessen. Daran schließt eine Spielzeit an, in der das Kind zusammen mit der Mama spielt. Das Spiel sollte frei sein, das Kind sollte hier nichts leisten müssen wie ein Puzzle schaffen, einen Turm bauen oder ein tolles Bild malen. Je weniger hier vom Kind erwartet wird, desto besser. Stattdessen sollte hier mit voller Aufmerksamkeit, begeistert und ganz im „hier und jetzt" mit dem Kind gespielt werden.

An die Spielzeit kann dann eine intensive Kuschelzeit anschließen, im Idealfall wird dann auch die Flasche gegeben oder gestillt, bevor es dann ins Bad geht um das Kind bettfertig zu machen.

Schau einfach, wie euer Ablauf ist und was für euch Sinn macht.

Nach der Bad-Routine wird dann allen anderen „Gute Nacht" gesagt und es geht mit engem Körperkontakt ins Schlafzimmer, wo das Einschlafritual beginnt.

Das Einschlafritual beginnt in dem Moment, in dem ihr das Schlafzimmer betretet und es dauert bis zu dem Punkt, an dem das Kind tief und fest schläft. Insgesamt sollte es maximal 30 Minuten dauern.

Im Einschlafritual darf gern noch ein Buch angeschaut, gesungen oder gebetet werden, je nachdem wie ihr euer Ritual gestalten möchtet. Wahrscheinlich habt ihr wiederkehrende Abläufe am Abend.

Im Anhang des Buches findest Du eine Checkliste für eine gelungene Abendroutine und ein funktionierendes

Einschlafritual mit einer Tabelle, wo Du reinschreiben kannst, wie momentan die Abläufe bei euch sind.

Danach legst Du fest, wie Du die Abläufe verändern kannst, um die Schlafsituation zu verbessern: Das Stillen oder die Flasche darf jetzt nicht mehr im Einschlafritual stattfinden. Finde stattdessen einen passenden Platz in der Abendroutine.

Jetzt kommt die große Frage, was zur Hölle dann im Eischlafritual statt Brust oder Flasche passieren soll? Denn das Kind schläft ja nur an Brust oder Flasche ein...?!

Euer bestehendes Einschlafritual bleibt im Idealfall erst einmal ganz genau so, wie bisher. Es findet alles ganz genau so statt, wie ihr es bis jetzt immer gemacht habt. Es wird nur einfach nicht mehr gestillt oder die Flasche gegeben.

Hast Du Dein Kind im Sitzen im Arm gehalten und gestillt, dann halte es auch weiterhin im Arm, aber stille nicht mehr.

Hast Du liegend im Bett gestillt, dann leg Dich weiterhin mit Deinem Kind hin, halte es so, wie Du es immer gehalten hast, aber stille nicht mehr.

Beziehe Dein Kind in den Prozess mit ein. Sprich an dem Abend, an dem Du beginnen möchtest die Situation zu verändern, mit Deinem Kind darüber.

Erzähle ihm, dass Du eine Entscheidung getroffen hast und dass es so wie bisher nicht weitergehen wird. Sag ihm, dass es noch stillen oder die Flasche bekommen wird, aber nicht mehr zum Einschlafen und ganz wichtig – auch nicht mehr in der Nacht!

AUSNAHME: Dein Kind braucht nachts noch eine oder mehrere Stillmahlzeiten oder die Flasche zur Kalorienaufnahme.

Wenn das der Fall ist, dann darfst und sollst Du Dein Kind natürlich nachts stillen oder ihm die Flasche geben. Überlege Dir vorher, wann die Zeitfenster sind, in denen Dein Kind noch zur Nahrungsaufnahme gestillt werden oder die Flasche bekommen soll und stille dann, wenn Dein Kind zu Der Zeit aufwacht.

Achte hier aber darauf, dass Dein Kind nicht beim Stillen einschläft und nicht vom Trinken ins Dauernuckeln übergeht.

Hier hilft es, sich für das Stillen oder die Flasche aufzusetzen, das Kind auch hochzunehmen, um zu signalisieren, dass jetzt Essenszeit ist und nicht Schlafenszeit. Es kann hilfreich sein für diese nächtliche Mahlzeit ein kleines Licht anzumachen oder sogar das Zimmer zu wechseln, damit Dein Kind die Essenssituation gut vom wieder Einschlafen trennen kann.

Verändere also in der Einschlafsituation nicht mehr, als nur die Brust oder Flasche aus der Situation heraus zu nehmen. Das ist im ersten Schritt genug Veränderung für Dein Kind.

Lass Dir nicht erzählen, dass Du Dein Kind schreien lassen musst, damit es besser schläft, dass Du radikal sein musst und ein Wochenende allein wegfahren, damit es lernt ohne die Brust einzuschlafen, denn damit nimmst Du ihm nicht nur die Brust, sondern auch noch die Mama.

Und lass Dir bitte auch nicht erzählen, dass Du abstillen musst, damit die Nächte endlich besser werden.

Alles, was Du tun musst ist, Deinem Kind ein neues Einschlafbild beizubringen.

Dein Kind hat über viele Monate gelernt, dass einschlafen genau so geht, wie ihr es immer und immer wieder gemacht habt. Dein Kind kann ohne Probleme auch ein neues Einschlafbild lernen.

Überfordere es aber nicht. Ändere nicht zu viel auf einmal – ändere im Idealfall erst einmal den Einschlafreiz des Nuckelns an der Brust und gebe Deinem Kind alles andere weiterhin ganz genau so, wie es das bisher kennt. Beim abendlichen zu Bett bringen und – ganz wichtig - auch wenn Dein Kind in der Nacht aufwacht.

Vielleicht hast Du das oder etwas Ähnliches auch schon einmal versucht und es hat nicht funktioniert. Dein Kind hat protestiert und geweint und Du wusstest Dir nicht anders zu helfen, als doch irgendwann wieder zu stillen oder die Flasche zu geben. Das ist ein sehr normales, sehr mütterliches Verhalten. Aber so wird Dein Kind nicht lernen können, anders einzuschlafen. Im Gegenteil. So lernt Dein Kind, dass es doch irgendwann das bekommt, was es kennt, was es liebgewonnen hat, was sich gut und gewohnt anfühlt.

Je nach Alter kann das, wenn das so wie eben geschildert passiert, den Prozess der Veränderung der Schlafgewohnheiten unnötig in die Länge ziehen und tränenreicher machen, als es sein muss.

Deshalb, liebe Eltern – wenn ihr euch nicht sicher seid, ob und wie ihr etwas verändern möchtet, dann lasst es lieber, als etwas halbherzig zu tun, dabei unsicher zu sein (denn das merken eure kleinen cleveren Kinder auch und nutzen das schamlos aus ;-)), um dann doch nur wieder in alte Verhaltensmuster zurück zu fallen.

Wenn ihr etwas verändern möchtet, dann kann ich euch versichern, dass ihr erfolgreich sein werdet, wenn ihr mit Zuversicht und voller Vertrauen in euer Kind an die Sache herangeht. Dein Kind kann das. Dein Kind ist kompetent! Dein Kind lernt jeden Tag so viel, auch ein neues Schlafverhalten kann es lernen. Dazu braucht es aber Deine Unterstützung und Deine führende, sichere Hand!

Was ihr tun könnt, wenn ihr in die Umsetzung geht und euer Kind fürchterlich empört darüber ist und protestiert - was ja sein gutes Recht ist - das verrate ich euch jetzt!

Kapitel 6: SOS-Plan

Du weißt jetzt, was Du verändern musst, um Deinem kleinen Schatz ein neues Schlafbild beizubringen. Du weißt aber auch, dass Dein Kind das ziemlich wahrscheinlich blöd finden wird und es das auch blöd finden darf.

Damit Du es trotzdem schaffst, Dein Kind in seinem Protest zu begleiten und ihm ein sicherer und stabiler Hafen zu sein, ohne in alte Verhaltensmuster zurück zu fallen, ist es wichtig, dass Du Dir Deinen persönlichen SOS-Plan entwickelst.

Kein Kind soll über Stunden am Abend oder auch vorm Mittagsschlaf weinen und schreien müssen, bevor es dann igendwann, wahrscheinlich eher vor Erschöpfung als vor Müdigkeit, einschläft. Außerdem produzieren Kinder wenn sie so lange weinen, Stresshormone. Dadurch fällt es ihnen wiederum schwerer in den Schlaf finden und sie schlafen. Deshalb ist es wichtig, dass Du Dir eine Zeit setzt, die Du es aushalten kannst, Dein Kind durch seinen Protest zu begleiten, und die Du auch Deinem Kind gut zumuten kannst.

Diese Zeit sollte auf keinen Fall länger als 20 Minuten sein, aber nicht kürzer als 10 Minuten, sonst nimmst Du Deinem Kind jegliche Chance, die neue Situation überhaupt annehmen zu können.
Wenn diese Zeit abgelaufen ist und Dein Kind sich noch nicht wieder beruhigt hat – und wir reden hier nicht von quengeln und ein bisschen meckern, sondern von echtem, empörtem, wütendem Weinen – dann stehst Du mit Deinem Kind auf und verlässt das Schlafzimmer.

Geh raus aus der Situation, überlege Dir eine Strategie, die auch am Tag gut funktioniert, etwas womit Du Dein Kind ablenken kannst, damit es sich beruhigt. Schaut aus dem Fenster, guckt ein Bild an, geht zum Hund oder zur Katze, trinkt

einen Schluck Wasser in der Küche – was auch immer hilft, um aus diesem angespannten Zustand auszubrechen.

Wenn sich Dein Kind dann beruhigt hat gehst Du zurück ins Schlafzimmer und startest noch einmal mit dem Einschlafritual. So, wie Du es Dir vorgenommen hast.

Das machst Du so oft, bis Dein Kind es geschafft hat so einzuschlafen.

Keine Panik! Es kommt vor, dass Du den SOS-Plan beim ersten Mal zu Bett bringen zwei oder drei Mal anwenden musst, öfter ist eher selten.

Hab Vertrauen in Dein Kind. Dein Kind kann das!

Wenn Dein Kind dann schläft und in der Nacht wieder wach wird, dann verfährst Du genauso wie in der Zu-Bett-bring-Situation.

Du legst Dich wieder genauso zu Deinem Kind wie in der abendlichen Einschlafsituation und versuchst Dein Kind dort so zu beruhigen. Wenn das nach der Zeit, die Du Dir gesetzt hast, nicht klappt, dann stehst Du mit Deinem Kind auf, lenkst es ab, beruhigst es und startest den Einschlafprozess von vorne.

In der Regel sind es ein bis zwei harte Nächte, die auf euch zukommen. Aber in den meisten Fällen ist die zweite Nacht schon besser, die dritte schon sehr viel besser und nach fünf Nächten alles kein Thema mehr.

Dann dauert es natürlich trotzdem noch ein paar Wochen, bis sich das neue Einschlafbild richtig verfestigt hat, aber das ist ja auch verständlich, wenn wir überlegen, dass Dein Kind vorher monatelang etwas anderes zum Einschlafen erfahren hat.

Hab hier etwas Geduld und gestehe Deinem Kind zu, dass die Übergangsphase einen Moment dauern darf, bis es sich fest etabliert hat.

Zwei Entspannungstechniken helfen den allermeisten Müttern ungemein, um diesen Veränderungsprozess erfolgreich zu meistern. Das ist zum Einen eine tiefe, bewusste Bauchatmung und zum Anderen diese bewusste Atmung in Kombination mit einem Kraftwort.

Die tiefe Bauchatmung: Setze Dich jetzt aufrecht hin, Deine Füße sollten vollflächigen Bodenkontakt haben, Dein Rücken ist aufgerichtet und gerade, Du lehnst Dich nicht an.

Lege Deine Hände auf Deine Oberschenkel und schließe die Augen.

Atme tief durch die Nase in Deinen Bauch ein, dass er sich nach vorne wölbt.

Atme so für drei bis fünf Atemzüge und spüre, wie dabei alle Anspannung von Dir abfällt und Du automatisch ruhiger und entspannter wirst.

Dies ist ein physiologischer Vorgang in Deinem Körper, der durch die tiefe Atmung einfach passiert, ob wir wollen oder nicht. Durch diese Atmung wird unser parasympathisches Nervensystem angesprochen, was sofort dazu führt, dass wir entspannt sind. Wir begeben uns aus einem sympathischen, gestressten, angespannten Modus in den Entspannungsmodus.
Nutze diesen Effekt im Schlafveränderungsprozess mit Deinem Kind.

Wenn Dein Kind weint und sich schwer beruhigen lässt, dann atme tief in Deinen Bauch. Die Entspannung hilft Dir gelassen und zuversichtlich zu bleiben und überträgt sich direkt auf Dein Kind.

Im Idealfall verbindest Du jeden einzelnen Atemzug bei der tiefen Bauchatmung mit Deinem ganz persönlichen Kraftwort. Das Kraftwort stärkt Dich, schenkt Dir Zuversicht und hilft Dir, am Ball zu bleiben.

Die Anleitung, wie Du Dein Kraftwort findest. findest Du im Anhang.

Jetzt bist Du mit allen Informationen versorgt, um in die heiße Phase zu starten. Du kannst jetzt aus der Beobachtungs- und Analysephase die nötigen Veränderungen ableiten und diese in Deinem Alltag umsetzen.

Dann schaust Du Dir eure bestehende Abendroutine und euer Einschlafritual an und schreibst Dir euren IST- und euren SOLL-Zustand auf. Du erarbeitest Dir Deinen individuellen SOS-Plan, wieviel Zeit Du abwarten wirst, bevor Du Dein Kind aus der neuen Situation nimmst, übst Die Bauchatmung und findest Dein Kraftwort.

Wenn das alles erledigt ist, setzt Du einen Startpunkt für euren Tag X fest, für den Tag, an dem Du mit der Umsetzung Deines neuen Schlafplans beginnen wirst und dem Einschlafstillen und Dauernuckeln Adé sagst.

Starte in jedem Fall am Abend und von da an setzt Du Deinen Plan bei jedem Wachwerden und bei jedem weiteren Schläfchen um, das folgt. Also erst am Abend beim Einschlafen, dann die ganze Nacht, am folgenden Tag bei jedem einzelnen Tagesschlaf und dann wieder beim Einschlafen usw.

Kapitel 7: Hilfe, es klappt nicht.

Die 13 häufigsten Gründe

Tag X ist gekommen, Du hast alles so gemacht, wie Du es Dir hier nach der Anleitung erarbeitet hast. Aber es klappt nicht!?

Das kann verschiedene Gründe haben, hier bekommst Du einen Überblick über die 13 häufigsten Ursachen:

1. Wenn Dein Kind protestiert und weint, gibst Du doch irgendwann die Brust oder Flasche.

Kinder können kein neues Einschlafbild lernen, wenn sie die alte gewohnte Situation immer wieder erfahren. Es führt zur Verwirrung des Kindes, wenn „mal so und mal so" gehandelt wird. Insgesamt macht es den Prozess länger und tränenreicher für das Kind, da die Eltern in diesem Moment des „Rückfalls" ihre Transparenz und Berechenbarkeit aufgeben.

Tipp: Wenn Du Dir nicht zu 100% sicher bist, dass Du wirklich eine Veränderung möchtest und bereit bist, dem hier vorgestellten Plan zu folgen, dann starte bitte keinen halbherzigen Versuch. Darunter leidet am Ende nicht nur das Kind, sondern es kann auch für Dich als Mama eine frustrierende Erfahrung werden.

2. Du stillst nicht mehr zum Einschlafen, aber gibst die Brust oder Flasche weiter immer in der Nacht, wenn ein Kind wach wird.

Wenn Dein Kind ein neues (Ein-)Schlafverhalten lernen soll, dann ist es aus der Sicht des Kindes ganz egal wann es einschläft. Für ein Kind macht es keinen Unterschied ob es 19 Uhr oder 23 Uhr am Abend, 9 Uhr am Vormittag, 13 Uhr am Mittag oder 3 Uhr oder 5 Uhr in der Früh ist. Kinder können das im Alter bis 3 Jahre noch nicht wirklich differenzieren.

Tipp: Starte mit der Umgewöhnung des Einschlafverhaltens am Abend zum Einschlafen und bleib ab dem Zeitpunkt für jedes Aufwachen und alle weiteren Schläfchen, die folgen, dabei. Einfach liebevoll & konsequent.

3. Du stillst noch 1 oder 2 mal in der Nacht, weil Dein Kind eine Mahlzeit braucht. Dabei schläft Dein Kind ein.

Kinder, die nachts Hunger haben, müssen gestillt werden oder eine Flasche bekommen. Pass aber auf, dass Dein Kind nicht einschläft, da es sonst zu der Verwirrung kommen kann wie unter Punkt 1 schon beschrieben.

Tipp: Setze Dich zum Stillen hin, mach ein kleines Nachtlicht an, setze Dich in einen Still-Stuhl, wechsle das Zimmer und beobachte Dein Kind ganz genau. Wann trinkt es noch mit kräftigen Zügen und wann wird nur noch genuckelt? Dann kannst Du den Moment abpassen, Dein Kind noch einmal hochnehmen, es ansprechen und dann wach wieder ins Bett legen.

4. Dein Kind zahnt gerade.

Bei einem Kind, bei dem aktuell die Zähne durchbrechen und das wegen der Schmerzen nachts häufig wach wird, sollte keine Veränderung der Schlafgewohnheiten vorgenommen werden. Das Kind braucht stattdessen Liebe, Zuwendung, Verständnis und viel Empathie.

Tipp: Schau genau hin. Zahnungsbeschwerden dauern in der Regel nicht wochenlang. Wenn die Spitzen der Zähnchen zu sehen sind ist der Durchbruch geschafft und einem Start für das Bye Bye Busenjunkie Programm steht nichts mehr im Weg.

5. Dein Kind steckt in einem Entwicklungsschub.

Entwicklungsschübe sind unterschiedlich intensiv und lang. Jedes Kind ist ein Einzelstück und somit gehen Kinder auch verschieden mit den einzelnen Schüben um. Gerade der Schub rund um das erste Lebensjahr ist jedoch nicht zu unterschätzen. Je nachdem wie Dein Kind den Schub erlebt, kann eine Umgewöhnung schwer werden, da einige Kinder hier vermehrt nach Nähe und Zuwendung streben.

Tipp: Du bist die Expertin für Dein Kind. Du kennst Dein Kind am allerbesten. Wie sehr macht der Schub Deinem Kind zu schaffen? Traust Du ihm trotzdem zu, in dieser Zeit ein neues Schlafverhalten zu lernen? Dann kannst Du auch trotz des Schubes starten. Oder Du wartest ein paar Tage/Woche ab. Kein Schub dauert im Schnitt länger als maximal 4 Wochen.

6. Dein Kind ist krank.

Kranke Kinder gehören in die Nähe ihrer Eltern, auch und gerade in der Nacht! Je nach Krankheit brauchen sie dann auch oft mehr Flüssigkeit. Es ist okay, ein krankes Kind mit ins Elternbett zu nehmen und oft zu stillen oder eine Flasche zu geben. Bei einem kranken Kind sollte kein Schlafveränderungsplan angewendet werden!

Viele Eltern haben Angst davor, dass sich durch die Krankheit ungünstige Schlafgewohnheiten entwickeln. Es kann auch durchaus passieren, dass Kinder, die sonst in ihrem eigenen Bett schlafen ungern wieder das Elternbett verlassen. Oder dass Kinder, die schon ohne Brust und Flasche einschlafen konnten dann plötzlich wieder nicht mehr ohne ein- und durchschlafen können.

Hab keine Angst vor dieser Schlafregression! Hab Vertrauen in Dein kompetentes Kind. Auch wenn sich eine Schlafgewohnheit einstellt die so für Dich nicht okay ist, kannst Du in dem Moment, wenn Dein Kind wieder gesund ist, dahin zurückkommen, wo ihr vor der Krankheit wart. Wenn Kinder das bereits gut konnten, geht es in der Regel recht schnell, das Ziel auch nach einer Krankheit wieder zu erreichen.

Tipp: Oft ist es ein bisschen tricky den richtigen Zeitpunkt abzupassen. Schau genau hin, wann Dein Kind wieder so gesund ist, dass Du zu euren gewohnten Schlafgewohnheiten zurückkehren kannst. Wenn Du mit dem Busenjunkie Programm schon gute Erfolge hattest und durch eine Krankheit zurück gefallen bist, kann es ein, dass Du mit dem Programm nochmal von vorne starten musst – was dann aber meistens sehr schnell geht.

7. Ihr habt keinen Rhythmus und keine Struktur.

Wenn Dein Kind am Tag ohne feste Zeiten schläft, dann auch unterschiedlich lange und das folgende Schläfchen davon abhängt, wann und wie es zuvor geschlafen hat, dann ist es für Dein Kind nicht möglich, sich einen strukturierten Schlafrhythmus anzueignen.

Kinder, die unregelmäßig schlafen, leiden oft unter einem andauernden Mini-Jetlag. Kinder streben nach Rhythmus und nach Struktur. Das ist ein Grundbedürfnis eines jeden

Menschen und bei Kindern noch ganz besonders stark ausgeprägt.

Tipp: Wenn Du dem Plan des Bye Bye Busenjunkie Kozepts folgst und auch nach fünf Tagen keine Verbesserung im Schlafverhalten auftritt, dann schau Dir die Voraussetzungen für guten Schlaf noch einmal genau an. Die Ursache für euer Problem scheint dann woanders zu liegen. Oft sind fehlender Rhythmus und eine fehlende Struktur ausschlaggebend.

8. Dein Kind leidet unter einer Bedürfnisverschiebung.

Wie ausgeprägt ist Deine Bindung zu Deinem Kind? Wie viel Zeit verbringt ihr am Tag miteinander? Damit ist nicht gemeint, dass das Kind den ganzen Tag bei Dir ist und nebenher mitläuft. Damit ist wirklich aufmerksame, bereichernde und gemeinsame Spielzeit gemeint. Wie oft bist Du wirklich mit ganzem Herzen, mit 100% im Hier und Jetzt mit Deinem Kind zusammen?

Viele Kinder gehen zum Beispiel schon sehr früh in eine Fremdbetreuung. Wenn sehr kleine Kinder schon früh für lange Zeiträume von ihren engsten Bezugspersonen getrennt sind, holen sie sich gern am Abend im Einschlafprozess oder in der Nacht die Nähe, die ihnen am Tag fehlt. Kinder sind so clever – sie holen sich all das, was sie zu wenig bekommen einfach dann, wenn es für sie greifbar erscheint.

Tipp: Integriere verbindliche, feste und aufmerksame Spielzeiten mit Deinem Kind in eurem Tagesablauf. Und dann sei ganz da. Ohne Fernsehen, Handy, Gespräche mit der Oma oder dem Partner. Sei 100% bei und mit Deinem Kind.

9. Die Ernährung ist nicht optimal.

Kinder, die kurz vor dem Schlafengehen noch Süßes bekommen neigen dazu, schlecht einzuschlafen und nachts oft aufzuwachen.

Tipp: Mindestens 2 Stunden vor dem Zubettgehen keinen Zucker mehr! Keine Banane oder anderes Obst, keine Fertiggerichte die Zucker enthalten (schau unbedingt auf die Zutatenlisten von eurem Essen!), kein Kakao, keine Limo, keine Fruchtschorlen und keinen süßen Nachtisch!

10. Dein Kind ist neben Brust oder Flasche noch an viele andere Einschlafreize gewöhnt.

Kinder sind unterschiedlich sensitiv und reagieren verschieden auf die verschiedenen Reize, die sie bisher zum Einschlafen gewöhnt sind.

Die Reizstimulation, die sie durch das Stillen oder die Flasche erfahren, ist dabei meist die Stärkste. Das führt dazu, dass die Kinder häufig wach werden, wenn sie beim Übergang der einzelnen Schlafzyklen merken, dass der Reiz nicht mehr da ist. Oft reicht es deshalb, den Reiz aus der Einschlafsituation zu nehmen und schon schlafen die Kinder viel besser.

Bei sensiblen Kindern kann es jedoch sein, dass sie trotzdem noch häufig wach werden, weil sie auch durch das Fehlen der anderen Reize wach werden, die in der Einschlafsituation noch mit im Spiel sind. Das kann die Nähe zur Mama sein, gehalten werden, streicheln, eine laufende Spieluhr oder sanftes Popo klopfen...

Tipp: Weniger ist mehr! Versuche die Einschlafsituation so reizarm wie möglich zu gestalten. Das kann bei jedem Reiz, den Du einem Kind nimmst, immer wieder zu Protest führen.

Du kannst genauso vorgehen wie bei dem Rausnehmen der Brust oder Flasche aus dem Einschlafritual. Gewöhne so Stück für Stück Dein Kind daran, dass Du zwar immer und zu jeder Zeit für es da bist, es aber durchaus mit nur sehr wenigen Reizen einschlafen kann.

11. Du glaubst nicht daran, dass es bei euch auch funktioniert.

Wenn Du zweifelst, dann spürt das auch Dein Kind. Je nach Alter und Temperament können Kinder sehr fordernd werden, wenn sie spüren, dass da eine winzig kleine Möglichkeit besteht, dass sie die bis dahin gewohnte Situation zurück bekommen können. Der Erfolg steht und fällt mit der Sicherheit und Entschlossenheit der Eltern!

Dein Kind ist kompetent! Kinder sind so schnell im Lernen – schau Dir an, was Dein Kind in seinen ersten Lebensmonaten alles gelernt hat! Kinder können das! Besser als jeder andere. Sie können einige Dinge aber nur lernen, wenn wir sie dabei sicher an die Hand nehmen und die Führung übernehmen.

Tipp: Wenn Du Dir nicht zu 100% sicher bist, dann starte lieber nicht, sondern warte ab, bis Du Dir diesen Schritt und die Begleitung Deines Kindes durch diesen Prozess wirklich zutraust!

12. Dein Partner hält nichts von Deinen Plänen die Schlafsituation zu verändern.

Ihr braucht Zusammenhalt, um eine Verbesserung der Schlafsituation zu erwirken.

Um ein Schlafproblem wirklich in den Griff zu bekommen, müssen in der Regel ein paar Dinge im Alltag, im Ablauf, an der Struktur und dem Rhythmus der gesamten Familie verändert werden. Dies kann nur gelingen, wenn alle beteiligten Bezugspersonen, bzw. Personen, die in die Betreuung des Kindes maßgeblich eingebunden sind, an einem Strang ziehen und sich einig sind. Es wird nicht zum Erfolg führen, wenn die Mama nachts nicht mehr stundenlang stillen möchte, der Papa aber denkt das sei doch ganz normal und Mama solle sich mal nicht so anstellen.

Tipp: Besprecht die aktuelle Situation miteinander. Seid ehrlich zueinander. Räumt Missverständnisse aus dem Weg. Du als Mama solltest Deinem Mann ganz ehrlich und aufrichtig mitteilen, wie erschöpft Du bist und was die aktuelle Situation mit Dir macht. Besprecht danach zusammen euren Umsetzungsplan und setzt gemeinsam einen Startpunkt fest!

13. Du hast ein schlechtes Gefühl bei der Umsetzung und weißt nicht, ob es richtig ist, was Du da machst.

Wenn Dein Gefühl Dir sagt, dass es falsch ist, was Du da machst, dann mach es nicht! Du bist die Expertin für Dein Kind, für Dich und für eure ganze Familie. Vertrau Deiner Intuition und Deinem Bauchgefühl. Es fühlt sich zum jetzigen Zeitpunkt nicht richtig an? Dann nimm den Druck raus und schau einfach, ob es in ein paar Wochen anders aussieht.

Tipp: Niemand außer Dir selbst kann und darf entscheiden, wann es bei euch Zeit für eine Veränderung ist. Steh zu Dir und Deinem Gefühl und Deinen Entscheidungen. Das ist auf jeden Fall der richtige Weg!

Kapitel 8: Übersicht über die drei Schritte, um Deinem Busenjunkie Adé zu sagen

SCHRITT EINS - Eine Woche Beobachtungsphase:

In dieser Woche wird noch nichts verändert, das ist ganz wichtig! Es geht erst einmal nur darum herauszufinden, ob bei euch alle Voraussetzungen für guten Schlaf erfüllt sind. Solltest Du in dieser Woche schon beginnen und Dinge verändern, kann das für den eigentlichen Prozess eher hinderlich als förderlich sein.

SCHRITT ZWEI - Verstehen, wie Kinder lernen und fühlen:

Um den erarbeiteten Plan auch umsetzen zu können, ist es ungemein wichtig, dass Du ein Verständnis entwickelst, wie Kinder überhaupt lernen und fühlen. So kannst Du sicher in den Prozess starten und Deinem Kind ein neues Einschlaf- und Schlafbild vermitteln.

IST-Zustand und SOLL-Zustand formulieren
Wie genau geht ihr aktuell vor, um euer Kind ins Bett zu bringen, am Tag, am Abend und in der Nacht? Und wie können Abendroutine und Einschlafritual verändert werden, damit Du und Dein Kind nachts einfach besser schlafen können? In diesem zweiten Schritt wirst Du formulieren, wie Dein Vorgehen sein wird.

Individuellen SOS-Plan erstellen
Wenn Kinder lieb gewonnenen Gewohnheiten aufgeben sollen, werden sie das in den allermeisten Fällen nicht ohne Protest einfach so hinnehmen. Das ist auch ganz normal und okay. Ein Kind soll seine Emotionen ausleben dürfen, das ist wichtig.Damit Du Dein Kind liebevoll durch diesen Protest begleiten kannst, erarbeitest Du Dir einen ganz individuellen SOS-Plan, um immer genau zu wissen, was Du tun kannst um Deinem Kind den Umgewöhnungsprozess zu erleichtern.

Tag X festlegen
Wenn Du bis hierher gekommen bist, fehlt nur noch eins: Legt einen Zeitpunkt für den Start zur Lösung eures Problems fest.

SCHRITT DREI - In die Umsetzung gehen und das Schlafproblem sanft und liebevoll lösen:

Jetzt heißt es starten, am vorher festgelegten Plan festhalten und innerhalb weniger Tage zu deutlich besseren Nächten gelangen.

Anhang:

Vorlagen & Arbeitsmaterialien

für die Umsetzung

Alle Arbeitsmaterialien, die Du für die erfolgreiche Umsetzung benötigst, findest Du im Internet:

www.babyschlafcoaching.de/bbb-dokumente

Der Online Kurs:

Bye Bye Busenjunkie

In drei Wochen dem Dauernuckeln Adé sagen!

Du wünschst Dir mehr persönliche Unterstützung bei der Umsetzung?

Sicher Dir einen Platz für das nächste Erfolgs-Online-Gruppencoaching hier: www.babyschlafcoaching.de/lp/bye_bye_busenjunkie/

Messenger

Bleib mit Inga Ahlers in Kontakt und hole Dir Infos, Tipps und Tricke rund ums Thema Schlafen direkt in Deinen Messenger: m.me/BabySchlafCoach

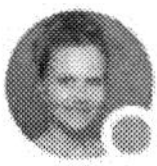

Inga Ahlers
Jetzt aktiv

Komm in die Facebook Gruppe Nummer1 zur ganzheitlichen Lösung von Schlafbroblemen:
www.facebook.com/groups/gutenaechte/

Babyschlaf
Akademie.de

Werde ganzheitlicher Schlafcoach für Babys und (Klein-)Kinder. In der staatlich geprüften Ausbildung lernst Du alles über Babyschlaf. Für Dich und Den Kind oder als berufliche Weiterbildung (für Hebammen anerkannt).
www.babyschlafakademie.de

Komm in die Gruppencoachings oder arbeite 1:1 mit Inga Ahlers und lerne, wie Du Dien Kind in seinem natürlichen Schlaflernprozess optimal unterstützen kannst.
www.babyschlafcaoching.de

Wichtiger Hinweis/Disclaimer:
Die Inhalte dieses Buches stellen keine medizinische Heilbehandlung oder medizinische Therapie dar, auch nicht im Sinne des Heilpraktikergesetzes.

Die Autorin gibt keine Heilversprechen oder garantiert Erfolge, da der Erfolg der Umsetzung des hier beschriebenen Plans von der Umsetzung durch die Eltern/Bezugspersonen des Kindes abhängig ist.

Den Eltern/Bezugspersonen des Kindes unterliegt zu jedem Zeitpunkt die volle Entscheidungsfreiheit über den Verlauf oder den Abbruch der Umsetzung des hier im Buch beschriebenen Planes.
Die Verantwortung für den Ablauf des erarbeiteten Prozesses oder sonstige Maßnahmen liegen bei den Eltern/ Bezugspersonen des Kindes.

Für die Schlafhygiene und eine geeignete & gesunde Schlafumgebung des Kindes sind die Eltern/Bezugspersonen in vollem Maße verantwortlich.

Dieses Buch ersetzt keine Behandlung durch einen Arzt oder Therapeuten.

Es dürfen keine Veränderungsprozesse der Schlafgewohnheiten durchgeführt werden, wenn das Kind mit

Erkrankungen in medizinischer Behandlung, akut erkrankt oder frisch geimpft ist. Jeglicher Krankheitsverdacht wurde ärztlich ausgeschlossen oder behandelt.

Impressum
Angaben gemäß § 5 TMG:
Inga Ahlers
Coaching
Kleinharrierstrasse 16
24625 Großharrie

Kontakt:
E-Mail: info@ingaahlers.de

Steuernummer:
24/050/60925 Finanzamt Neumünster

Umsatzsteuer:
Umsatzsteuer-Identifikationsnummer gemäß §27 a
Umsatzsteuergesetz:
DE310952934

Printed in Germany
by Amazon Distribution
GmbH, Leipzig

24385314R00054